DEUXIÈME CONGRÈS INTERNAT

d'Éducation et de Protection de l'Enfance dans la Famille

Tenu à Milan les 2-5 Septembre 1906

———◦◦✳◦◦———

RAPPORT

SUR

la Protection de l'Enfance contre la Tuberculose
l'Alcoolisme et l'Abus du Tabac

PAR

LE DOCTEUR CÉSAR ROUX o

MÉDECIN INSPECTEUR DES ÉCOLES DE NICE
MÉDECIN DE LA SOCIÉTÉ PROTECTRICE DE L'ENFANCE
CHIRURGIEN AU DISPENSAIRE LENVAL
(Enfants malades)

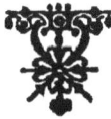

NICE

IMPRIMERIE DE L'"ÉCLAIREUR"
27, Avenue de la Gare, 27

——

1906

DEUXIÈME CONGRÈS INTERNATIONAL

d'Éducation et de Protection de l'Enfance dans la Famille

Tenu à Milan les 2-5 Septembre 1906

———◦◦◦❖◦◦◦———

RAPPORT

SUR

la Protection de l'Enfance contre la Tuberculose
l'Alcoolisme et l'Abus du Tabac

PAR

LE DOCTEUR CÉSAR ROUX ◊

MÉDECIN INSPECTEUR DES ÉCOLES DE NICE
MÉDECIN DE LA SOCIÉTÉ PROTECTRICE DE L'ENFANCE
CHIRURGIEN AU DISPENSAIRE LENVAL
(Enfants malades)

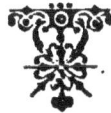

NICE

IMPRIMERIE DE L'"ÉCLAIREUR"
27, Avenue de la Gare, 27
—
1906

PROTECTION DE L'ENFANCE

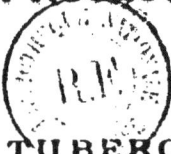

CONTRE

LA TUBERCULOSE, L'ALCOOLISME,

L'ABUS DU TABAC

▶•│•◀

> « Je crois invinciblement que
> l'avenir appartiendra à ceux qui
> auront le plus fait pour l'huma-
> nité souffrante ».
>
> PASTEUR.

Etre faible et vulnérable, l'enfant présente un organisme admirablement préparé aux vents et tempêtes de la vie : les maladies et les poisons. De toutes les affections morbides qui attendent l'être humain en voie d'évolution, aucune n'est plus redoutable et plus meurtrière que la tuberculose. Parmi les empoisonnements dus au régime alimentaire de l'enfant, l'alcoolisme tient une très grande place. L'abus du tabac vient apporter à l'enfant un contingent de misères physiologiques qui augmentent encore les chances de débilité et de dégénérescence frappant l'homme au seuil de l'existence.

Tuberculose, alcoolisme, abus du tabac, constituent donc à nos yeux, pour la défense de l'enfant, une sphère de lutte sociale à laquelle devront concourir tous ceux qui, de haut en bas de l'échelle, ont à cœur l'avenir de la race et se préoccupent de sa virilité.

1° La Tuberculose chez l'enfant :

Ses moyens de défense.

La lutte anti-bacillaire doit porter ses moyens de défense de l'enfant dans la famille, à l'école, dans la société. Ses efforts seront multiples : pourchasser le bacille, la mauvaise graine qui, hélas ! trop souvent introuvable, parce qu'infiniment petit, échappe presque toujours à nos recherches ;

fortifier le corps de l'individu, le terrain, en le rendant inapte à fructifier la graine : tâche plus aisée ; éviter la rencontre du bacille et du terrain, c'est-à-dire la contagion, méthode de préservation paraissant facile, mais combien rendue illusoire par les exigences des données de l'existence ; on ne peut séparer l'être de son milieu ou tout au moins du milieu social.

Dès la naissance, l'enfant est guetté par « La Grande Faucheuse » (1) quels que soient son mode d'alimentation ou son origine, parce que autour de lui la mère a le germe tuberculeux, la nourrice couve une tuberculose latente, une grand-mère, une tante, une personne de l'entourage crache des bacilles. Il n'est pas de médecins qui n'ait connu un père ou une mère en bonne santé s'étonner que leur fils soit tuberculeux, « Comment se peut-il faire, disent-ils, que notre enfant soit devenu poitrinaire alors qu'il n'y a jamais eu de maladie de poitrine dans notre famille ? » Les malheureux parents pensent, comme la généralité du public le croit encore, que les familles indemnes de tuberculose sont préservées de ce mal, que tout enfant issu de parents sains ne peut devenir phtysique, en un mot que la tuberculose est une maladie inévitablemnet héréditaire. Or, c'est là une grave erreur dont les désastreuses conséquences ne sont que trop fréquentes. La tuberculose n'est pas, tant s'en faut, une maladie héréditaire. Sans doute, un enfant né de parents phtisiques est habituellement malingre et chétif, il est plus exposé qu'un autre à devenir poitrinaire, mais ce qu'il faut bien savoir c'est que cet enfant, venu au monde dans des conditions évidemment défectueuses, ne devient pas fatalement poitrinaire et que, placé dans des conditions favorables, il peut parfaitement échapper au mal. En revanche, le bon état de santé des parents n'est pas pour un enfant une garantie suffisante contre la contagion tuberculeuse. Car la tuberculose est une maladie essentiellement contagieuse qui peut frapper indistinctement tout le monde et faire à l'improviste son apparition dans des familles indemnes jusqu'alors (docteur Pégurier). Combien de précautions auraient été prises, que d'amers regrets eussent été évités si ce principe essentiel avait été moins souvent méconnu !

Dire que la tuberculose est contagieuse, c'est affirmer que tout enfant poitrinaire a pris sa maladie d'un tuberculeux, que ce tuberculeux soit un être humain ou un animal. Le poitrinaire tousse et crache ; ses crachats renferment une quantité considérable de germes tuberculeux, et, se desséchant, se mélangent aux poussières des rues et des apparte-

(1) Dr F. Barbary, de Nice.

ments qui peuvent alors être respirées par une personne saine et leur donner la tuberculose. C'est donc par ses crachats que le phtisique est surtout dangereux, mais il peut l'être aussi lorsqu'en parlant, en éternuant ou par le baiser, il émet des particules de salive ; car on a démontré dans ces gouttelettes la présence de bacille de Koch. Si les crachats et la salive du malade présentent autant de danger, la tuberculose pourra encore se prendre par l'usage du couvert, du verre servant à un tuberculeux, du linge qui lui a appartenu et qu'il a pu souiller.

L'on peut encore devenir tuberculeux en consommant des aliments provenant d'animaux tuberculeux, du lait non bouilli fourni par une vache phtisique, la viande suspecte insuffisamment cuite.

Mais rassurons-nous : tous ceux qui ont respiré ou absorbé des bacilles de Koch ne sont pas fatalement tuberculeux, car s'il en était ainsi, il n'y aurait peut-être pas un seul être qui échapperait au mal, tant les germes de la tuberculose sont répandus dans l'atmosphère. Il faut encore pour que la maladie éclate et évolue que le sujet se trouve dans des conditions particulières dont l'ensemble constitue la prédisposition ou réceptivité. Par conséquent, nul être humain ne peut devenir poitrinaire sans le concours indispensable des deux conditions suivantes : 1° la présence du bacille tuberculeux ; 2° la prédisposition de son organisme, c'est-à-dire la possibilité pour le bacille tuberculeux de vivre dans cet organisme, de s'y développer, d'y pulluler et d'y produire des lésions qui caractérisent la phtisie. Donc, pour protéger l'enfant contre la tuberculose, on doit lui éviter les deux conditions précédentes et s'efforcer par conséquent :

(a) d'empêcher le bacille tuberculeux d'entrer dans son organisme ;

(b) de combattre tout ce qui peut être pour cet organisme une cause de prédisposition.

Muni de ces principes primordiaux, nous pouvons aborder résolument la lutte anti-tuberculeuse chez l'enfant, considéré dans ses rapports avec la famille, le milieu social, l'école.

Les enfants sont trop fréquemment les innocentes victimes des fautes conscientes ou involontaires commises par les parents. Un enfant vous est né. A qui confierez-vous le soin de le nourrir ? A sa mère naturellement. Mais méfiez-vous ; car, si la mère est tuberculeuse, elle pourra infecter l'enfant, qui le deviendra aussi. Dans ce cas, le devoir de la mère est formel : elle ne doit pas nourrir. Et, non-seulement elle ne devra pas allaiter son fils, mais, pour lui ménager le minimum de chances de contagion, son devoir strict lui imposera encore la dure obligation de ne pas le caresser, l'embrasser, le dorloter. Et c'est à cette seule condition seulement que, bien que poitrinaire (car nous l'avons dit, la tuberculose est contagieuse mais non héréditaire), elle pourra obtenir la satisfaction de voir évoluer son enfant avec une santé florissante, grandir comme les autres enfants de son âge et avoir ainsi la douce récompense des cruelles nécessités qu'elle s'est volontairement imposées.

Cherchez alors une nourrice, mais soyez sévère dans votre choix ; exigez que cette nourrice, visitée par le médecin, réunisse les conditions requises et soit indemne de tuberculose, sinon le mal sera tout aussi grand : l'enfant infecté ne tardera pas à en subir les mortelles conséquences. Si la remplaçante habite la maison, facilement surveillée, les risques pour le nourrisson sont presque nuls ; mais si l'enfant est mis en nourrice à la campagne, les dangers de contagion sont d'autant plus grands que le milieu où il sera placé est plus misérable et répond moins aux conditions hygiéniques de l'existence.

A défaut d'une bonne nourrice, l'allaitement artificiel s'impose. Cette obligation sera un pis-aller, car l'enfant, en outre des autres infections (gastro-entérites), court par ce mode d'alimentation les mêmes risques de contagion tuberculeuse. Le pis des vaches bacillaires contient le germe de la tuberculose. Il faut alors redoubler de soins, s'entourer des plus grandes précautions pour que le lait, suspect ou non, devienne pour l'enfant un aliment sûr.

Le lait bouilli n'est pas suffisant pour mettre à l'abri du danger la frêle existence de l'enfant, le lait stérilisé seul fournit cette sécurité, car la température nécessitée par sa stérilisation détruit les germes tuberculeux que le lait pourrait contenir.

Nous ne saurions trop insister sur les dangers immédiats que présentent pour l'enfant l'entourage d'un tuberculeux : nul plus que lui, soit dans la famille, soit dans la société ne court un si gros risque. Car, bijou de la maison, il est choyé, caressé, couvert de baisers : toutes conditions essentiellement favorables à l'inoculation du bacille mortel.

Tout est pour le mieux : l'enfant grandit, son poids augmente progressivement, il a toutes les apparences d'une excellente santé. Cependant il n'échappera pas probablement aux maladies communes de l'enfance. Redoublez alors de précautions et de surveillance, surtout après la rougeole et la grippe, qui sont souvent le point de départ de la tuberculose. Soignez la convalescence de votre enfant comme une maladie véritable et, pour peu que cette convalescence traîne, un traitement sérieux s'impose.

Ce qu'il faut à un enfant pour devenir robuste et résistant c'est, avant tout, une alimentation solide et du grand air. La nature et la quantité des aliments doivent varier suivant l'âge de l'enfant : ne lui donnez jamais du vin pur et encore moins de liqueurs, car, sous prétexte de fortifier votre fils, vous le tuerez.

Votre enfant a besoin d'air pur : réservez-lui donc une chambre spacieuse, bien aérée, bien exposée et dépourvue de meubles encombrants et inutiles. En outre, vous le sortirez le plus possible, même quand le temps est couvert, à condition qu'il ne pleuve pas. Il n'a rien à craindre du froid, mais tout à redouter du refroidissement. Couvrez-le donc suffisamment en hiver, évitez-lui les courants d'air et laissez-le s'ébattre à l'air libre. D'ailleurs la pratique des ablutions et des lotions froides permettra plus sûrement au corps de l'enfant de s'aguerrir contre la température la plus rigoureuse. Soignez son corps comme vous soignez son esprit et son cœur ; les soins de propreté ne sont jamais trop méticuleux. Tenez toujours très propres ses ongles, ses mains et sa figure, veillez à ce qu'il ne prenne pas la détestable habitude de porter ses doigts dans la bouche ou dans le nez. De même défendez-lui sévèrement de mouiller son doigt de salive pour tourner les pages de ses livres. Combien fréquente se montre la contagion tuberculeuse par l'intermédiaire des doigts sales et infectés portant le bacille de Koch dans les premières voies digestives et respiratoires !

Lorsqu'il existe un tuberculeux dans la famille, surtout quand c'est le père ou la mère que la maladie a frappé, il est aisé de comprendre qu'en dépit des précautions prises par des parents tuberculeux, on évitera difficilement les effusions de tendresses envers les enfants ; le baiser, surtout le baiser sur la bouche, est trop souvent le véhicule du bacille de Koch. Or, les enfants de tuberculeux sont déjà, par droit de naissance, des prédisposés, ils se contagionnent à la première occasion. C'est pourquoi il est préférable, lorsque c'est possible, de les éloigner de leur famille et de les envoyer à la campagne où l'air pur, la vie des champs et une alimentation saine donneront à leur organisme la force nécessaire pour détruire la prédisposition héréditaire et les rendre plus tard réfractaires à la contagion tuberculeuse.

Il est un âge qui réclame de la part des parents une surveillance plus étroite encore. C'est l'époque où le garçonnet devient jeune homme, où, fillette, elle va être consacrée jeune fille. A cet âge s'éveillent souvent des instincts pervers, des habitudes de vice qui sont une cause puissante d'affaiblissement ou de prédisposition à l'égard de la tuberculose et qui nécessitent pour les combattre la sollicitude éclairée de la famille. On redoublera donc d'attention au moment de l'adolescence, d'autant que c'est à cet âge que la tuberculose pulmonaire fait habituellement son apparition dans les organismes prédisposés.

Mais voilà que votre fils va échapper pendant plusieurs heures de la journée à votre surveillance directe. Dès son entrée à l'école c'est le maître, l'instituteur qui devient jusqu'à un certain point responsable de la santé de son élève.

Par son enseignement, ses conseils, les exemples qu'il met sous les yeux de ses élèves, l'instituteur, second père de famille, est un des meilleurs protagonistes de la lutte contre la tuberculose infantile. Il leur défendra de porter à la bouche les crayons et les porte-plumes qui risquent de les contaminer, surtout si ces objets ont appartenu à un camarade tuberculeux ; il devra toujours prohiber ces échanges entre voisins de classe. De même les livres scolaires que les élèves se passent d'une génération à une autre peuvent être la cause de contagions : le Directeur ou la Directrice de l'école retirera des mains des enfants les livres trop sales ou en trop mauvais état. Leur inspirant de bonne heure la crainte ou le dégoût des individus malpropres qui crachent par terre, il leur fera comprendre combien cette habitude est répugnante ; il évitera qu'ils la contractent pour éviter toute contagion.

Mais si l'instituteur a fait son devoir, il ne faut pas que les autorités administratives restent inactives ; elles aussi ont leur part de responsabilité dans cette œuvre sociale de sauvegarde de l'enfant contre la tuberculose à l'école. Les élèves peuvent être en contact avec des maîtres poitrinaires et, dans ce cas, le danger devient extrêmement redoutable. Les pouvoirs publics interdiront les fonctions d'instituteur ou d'institutrice à toute personne atteinte de phtisie. C'est la décision qu'a prise en décembre 1901 le bureau sanitaire de l'état d'Indiana (États-Unis) qui décréta d'exclure des écoles publiques de l'État tous les candidats-maîtres présentant les signes de tuberculose pulmonaire.

En France, en Italie, en Allemagne, en Belgique l'examen médical des futurs élèves des Écoles Normales d'Instituteurs porte principalement sur leur prédisposition tuberculeuse et se trouve être d'une sévérité très justifiée.

En même temps qu'il faut placer l'écolier à l'abri de la contagion, il est indispensable de le mettre aussi dans les conditions de réceptivité minimum au germe tuberculeux. C'est pourquoi la question des locaux scolaires joue un rôle des plus importants. L'école doit recevoir beaucoup de lumière, avoir les mètres cubes d'air nécessaires, être placée dans un quartier sain, loin des grandes agglomérations, réunir enfin toutes les conditions hygiéniques imposées par la science moderne.

Si, pour éviter la contagion tuberculose scolaire, il faut prendre des mesures sévères vis-à-vis du personnel enseignant, à plus forte raison s'imposera la surveillance stricte des élèves eux-mêmes. L'éloignement de l'école de tout enfant tuberculeux est un des principes primordiaux de cette prophylaxie, et il ne peut être réalisé qu'autant qu'il existe dans les villes une inspection médicale des écoles.

Le moyen véritablement efficace de veiller sur la santé des enfants à l'école, sera le *Livret Scolaire de Santé*, trait-d'union indispensable entre les élèves et les médecins-inspecteurs. Nous avons été les premiers à faire l'essai de cette innovation (1). Depuis le 1er octobre dernier, ce livret est entre les mains des 6.000 élèves fréquentant les écoles communales de la ville de Nice. Dans ce dossier sanitaire est consigné chaque particularité physique de l'enfant.

Pour répondre à la seule objection, mais qui était capitale, soulevée à propos de l'institution de ce carnet : celle de violer le secret professionnel médical, nous avons composé le dossier sanitaire en deux parties :

Une première partie constituant le *livret sanitaire* proprement dit et qui reste la propriété de l'élève ;

Une seconde partie, la *fiche sanitaire*, classée sur un registre qui se trouve entre les mains du médecin-inspecteur.

a) Le carnet comprend :

1° Des indications générales concernant les conditions d'admission des élèves nouveaux, de renvoi, lorsque l'élève présente à l'école un cas douteux de maladie, ou de réadmission après une maladie ;

2° Des renseignements sur l'élève qui ne peuvent en rien éveiller la susceptibilité des parents : nom, âge, lieu de naissance, domicile, date des vaccinations, poids, taille, périmètre thoracique, sports ;

3° Des cases à remplir, soit par le directeur ou la directrice de l'école pour signaler l'éloignement ou l'absence en cas de maladie, soit par le médecin inspecteur pour permettre la réadmission de l'élève relevant de maladie ;

4° Enfin, une dernière page est réservée à quelques notions d'hygiène scolaire succinctement résumées :

L'air, la lumière, la propreté forment la base de toute hygiène. Les classes devront être fréquemment aérées pour renouveler l'air confiné, vicié par la respiration.

La lumière est indispensable à la vie : les plantes ne poussent point dans l'obscurité. Les écoliers, jeunes rejetons, ont largement besoin de la lumière du jour. Le soleil est le meilleur destructeur des microbes : « Là où pénètre le soleil n'entre pas le médecin », dit le proverbe italien. Les classes doivent donc recevoir beaucoup de lumière.

La propreté de la classe dérive de la propreté de l'élève.

(1) Communication au 2e Congrès National d'Hygiène Scolaire, tenu à Paris les 11-13 juin 1905.

L'écolier doit prendre des bains fréquents, surtout l'été, ses mains et sa figure seront toujours d'une propreté irréprochable, de même ses oreilles. Les ongles seront coupées ras.

Il ne faut jamais cracher par terre, ni porter à la bouche les crayons, les manches des porte-plumes ; la tuberculose, cette maladie qui tue en France plus de 150.000 personnes par an, étant surtout contagieuse par la salive et les crachats.

Le balayage des parquets, des couloirs, sera toujours fait avec un chiffon humide, ou avec de la sciure de bois mouillée afin de ne pas soulever les poussières quelquefois contaminées par les crachats desséchés et pulvérisés.

On doit éviter les échanges de coiffures entre écoliers qui risquent ainsi de se transmettre les maladies du cuir chevelu si fréquentes à leur âge : les teignes, la pelade, les parasites. Les enfants doivent porter les cheveux courts afin de ne pas cacher dans leur chevelure les germes de ces maladies.

La vaccination récente met à l'abri de la variole : tout écolier doit être vacciné au moins tous les deux ans.

Les élèves atteints de *scarlatine, diphtérie, rougeole, coqueluche, angine, gale,* etc., constituent un grand danger pour leurs camarades et ne doivent être réadmis à l'école que complètement guéris ; la plupart de ces maladies sont contagieuses même pendant la convalescence.

Les mauvaise attitudes prises pour l'écriture, la lecture, engendrent la déviation de la taille, la myopie. L'écriture droite est préférable à l'écriture penchée ou anglaise qui prédispose à ces affections.

L'alcoolisme, assez commun chez l'écolier, « il boit comme un homme », disent les parents fiers de leur enfant, amène plus tard de tristes conséquences.

L'écolier ne fumera point pour conserver intactes ses facultés intellectuelles, surtout la mémoire.

Le travail intellectuel sera régulier et non soumis à ces coups de feu si fréquents la veille des compositions ou des examens : cause de surmenage cérébral très funeste à l'écolier. »

Chaque livret porte en tête un numéro d'ordre correspondant au numéro de la fiche sanitaire du registre.

B) La fiche forme un dossier plus complet. Elle est ainsi constituée :

N° :	École :	Père :
		Mère :
Noms :	Domiciles :	Famille :
État général :	État intellectuel :	Infirmités :
Vaccination :	Maladies antérieures :	
Poumon et Cœur :	Vue :	Oto-naso-pharynx :
Peau et cuir chevelu :	Dents :	Observations :

Le médecin-inspecteur peut ainsi guider les éducateurs, les parents en tenant rigoureusement compte de l'état physique, morbide ou sain de l'enfant (Ida R. Sée).

La méthode que M. le professeur Grancher et ses élèves ont employée pour dépister à l'école les enfants atteints de tuberculose pulmonaire à l'état naissant, a suscité partout de nombreux exemples : ils ont divisé les écoliers en trois catégories selon qu'ils sont reconnus :

1° Absolument sains ;
2° Suspects d'un début de tuberculose ;
3° Notoirement atteints.

Les premiers seront soumis ultérieurement à de nouveaux examens, mais ne nécessitent pour l'instant aucune mesure particulière.

Ceux de la troisième catégorie, dangereux pour leurs camarades, seront renvoyés à leur famille, qui les fera soigner par le médecin de leur choix et ne rentreront à l'école que le jour où ils auront cessé d'être contagieux.

Enfin, les écoliers suspects ou menacés de tuberculose — de beaucoup les plus intéressants au point de vue de l'hygiène sociale puisqu'à l'aide de mesures bien comprises il est permis d'espérer le rétablissement absolu de la plupart d'entre eux — seront recommandés à la sollicitude administrative et municipale, et surtout privée.

La méthode du professeur Grancher a été déjà l'objet de nombreuses expérimentations en France : à Nice, les résultats de l'enquête pratiquée depuis plusieurs mois dans les écoles, ne sont pas encore suffisamment concluants pour permettre de donner notre appréciation personnelle sur cette méthode.

Les *Cantines Scolaires*, qui rendent déjà de signalés services, pourront intervenir ici pour augmenter la ration alimentaire de ces enfants candidats à la phtisie ; de même, les *Colonies Scolaires de Vacances* qui, récemment instituées, s'affirment déjà par des résultats appréciables.

L'initiative que M. le professeur Grancher a prise sous le nom de l'*Œuvre de préservation de l'enfance contre la tuberculose*, est bien faite pour réunir les suffrages des philanthopes et de tous les hommes de cœur qui s'intéressent à l'enfance. Dans sa communication à l'Académie de Médecine de Paris, M. Grancher a résumé lui-même en quelques lignes le principe de cette institution, dont les élèves des écoles ne sauraient tirer assez de profit.

« Prendre un enfant en danger de contagion dans les taudis parisiens, là où le père, où la mère, où le frère sont tuberculeux et infectent le logis. Cet enfant, qui deviendra fatalement tuberculeux à son tour, mais qui ne l'est pas encore, l'œuvre le prend à l'état sain et le confie à une famille choisie parmi nos bons paysans, famille physiquement et moralement saine, où il vivra pendant toute la période scolaire jusqu'à 13, 14 ans. Nous en ferons ainsi un être robuste et vigoureux, un paysan ou une solide paysanne. Voilà le fond et le but de l'œuvre. »

Ainsi comprise, l'œuvre est bienfaisante pour l'enfant qu'elle transforme à tous les points de vue pour la famille naturelle qui, n'ayant plus la charge de l'enfant, peut consacrer tous ses efforts à son malade ; pour la famille nourricière que ces ressources attachent davantage au sol. Enfin, elle est économique et même la plus économique des œuvres de ce genre parce qu'elle ne comporte ni architecte, ni inspecteurs, ni employés, etc. Son fonctionnement, assuré par des médecins à Paris et en Province étant absolument gratuit, chaque pupille ne coûte que 1 franc par jour.

La *Ligue des Médecins et des Familles*, en stimulant leur activité, en combinant leurs efforts, apporte un concours véritablement efficace à la défense de l'enfant, à l'école, contre le péril tuberculeux. Fondée à Paris, en 1902, par les docteurs A. Matnieu et P. Legendre et dont le docteur Dinet est le Secrétaire Général, elle a pour but :

1° D'appeler l'attention sur les inconvénients que présente l'organisation actuelle du régime scolaire pour les enfants et des jeunes gens en voie de développement ;

2° D'obtenir que l'on donne aux exercices physiques sagement mesurés et à la vie au grand air toute l'importance qu'ils réclament à cet âge ;

3° De faire réformer les programmes et les méthodes scolaires, de façon à éviter le surmenage cérébral et l'éparpillement des efforts intellectuels ;

4° De réclamer pour les médecins, seuls compétents en matière d'hygiène, et pour les pères de famille une participation plus effective dans la réglementation de la vie physique et intellectuelle des écoliers.

Ces deux œuvres, connexes, mais indépendantes l'une de l'autre, se complètent mutuellement.

Les *Dispensaires pour Enfants Malades* sont des œuvres humanitaires privées qui fournissent un appoint considérable à la défense de l'enfant contre la tuberculose : à Paris, le Dispensaire Furtado-Heine ; au Hâvre et à Marseille les Dispensaires d'Enfants ; à Nice le Dispensaire Lenval.

Les *Sociétés protectrices de l'Enfance*, en donnant aux mères de famille pauvres des consultations gratuites pour leurs nourrissons et leur fournissant en outre des dons en nature : aliments et layettes ; l'*Œuvre du Lait Maternel*, fondée à Paris par Mme Coulet, qui distribue directement des repas aux mères allaitant elles-mêmes leurs enfants ; l'*Œuvre des Crèches*, prenant sous sa surveillance les enfants des ouvrières ou employées pendant leurs heures de travail, viennent apporter leur généreuse contribution à la protection anti-bacillaire de l'enfant.

Parmi ces initiatives, une mention spéciale doit être faite des *Dispensaires Anti-Tuberculeux* qui ont donné des résultats inappréciables.

Toutes ces œuvres fonctionnent à Nice dans les meilleures conditions, parallèlement, ayant pour but commun : l'amélioration de l'enfance déshéritée.

Cependant, il est permis de constater que les résultats obtenus seraient plus avancés si elles ne travaillaient pas isolément, sans se connaître, et si, opérant avec plus de méthode, elles unissaient et coordonnaient leurs efforts : par là même elles auraient plus de force et de puissance. La goutte d'eau seule, isolée, se dessèche rapidement ; unie à d'autres congénères, elle forme la rivière qui, elle, va, court son chemin, atteint le but.

Malgré que la création de ces œuvres de bienfaisance montre l'intérêt que portent les classes aisées à la santé des enfants de la classe peu fortunée, cette contribution ne suffit pas : il faut que l'ouvrier, par l'organisation des *Mutualités Maternelles et Infantiles*, fasse lui aussi des efforts personnels pour la sauvegarde de l'enfant dans la société.

2° L'alcoolisme infantile : sa prophylaxie

Sans doute, le péril tuberculeux chez l'enfant est un des plus immédiats contre lequel la société doit pouvoir lutter. Mais, moins connu et par cela même plus insidieux et tout aussi plein de dangers, une intoxication lente et inconsciente peut menacer les premières années de notre vie : *c'est l'alcoolisme.*

Il existe, en effet, un alcoolisme infantile et les moyens de préservation que nous avons contre lui sont multiples et variés comme les modalités sous lesquelles il se présente.

Dans un rapport sur la question, au *Premier Congrès National contre l'Alcoolisme,* tenu à Paris les 26-29 octobre 1903, nous avons considéré chez l'enfant trois sortes d'alcoolisme :

1° L'alcoolisme héréditaire ;

2° L'alcoolisme par l'alimentation se subdivisant en :

a) Alcoolisme par l'allaitement ;

b) Alcoolisme provenant de l'éducation, du milieu, des habitudes, des mœurs et des coutumes ;

3° L'alcoolisme médicamenteux.

I. — Alcoolisme héréditaire.—A la Société de Biologie de Paris (séance du 16 décembre 1899), le docteur M. Nicloux a démontré le passage de l'alcool de la mère au fœtus. L'alcool peut être retrouvé en proportions très notables dans le sang fœtal, comme il a pu le constater chez les femelles de cobaye pleines. D'autres expériences l'ont amené aussi à retrouver cet alcool ingéré soit sous forme de vin soit sous forme d'alcool à 10 % dans les glandes séminales de l'homme. (Thèse de P. Renaut, Paris 1901). Ces travaux, qui sont d'une importance capitale pour la lutte anti-alcoolique, sont bien faits pour reconnaître que cet alcoolisme héréditaire n'est pas une hypothèse, mais un fait scientifique et trop certain. Il est attesté jusqu'à l'évidence par les travaux des docteurs Lasègue, Degérine (Thèse d'agrégation, Paris 1881), Grenier, Fournier, Lancereaux (*Dictionnaire Encyclopédique des Sciences Médicales*), Feré (Société Médicale des Hôpitaux), en France ; Keer en Angleterre ; Beer en Allemagne ; Ladame en Suisse. « Si c'est la mère qui est alcoolisée, rapporte ce dernier auteur, Privat-Docent, à l'Université de Genève, l'enfant héritera beaucoup plus sûrement et plus profondément de la tare alcoolique, même si le père est absolument sain. »

Les enfants nés de parents alcooliques ne sont pas normaux mais sont atteints d'une tare héréditaire qui se manifeste par des naissances prématurées, des enfants mort-nés, des avortements (Lancereaux, Debove, Villar, Gilli, Cat : Thèse, L'Alcoolisme chez la Femme, Paris 1900) ; ou par des monstres (Docteur Rumpelmayer) ; par des maladies congénitales : pieds-bots, becs-de-lièvre, hydrocéphales ; ou par des maladies physiques : rachitisme (Calot de Berk, Cat), strabisme, myopie, chorée (observations personnelles au Dispensaire Furtado-Heine de Paris) ; myxœdème créti-nique (Comby), épilepsie (Debove), tuberculose (Docteur Chiron du Brossay : la Dosimétrie, 1900) ; par des maladies mentales ou morales : idiotie, débilité mentale, dégénéres-cence, propulsion au vol, au suicide (Docteurs A. Rodiet, Gilli, de Nice), qui ne se développeront que plus tard.

D'autre part, les observations abondent d'alcoolisme direc-tement transmis par les parents aux enfants (Docteur A. Rodiet, thèse, « L'Alcoolisme chez l'enfant », Paris 1899) ; et au temps de Plutarque on savait déjà que par une consé-quence des lois fatales de l'hérédité le descendant d'un buveur était menacé de devenir lui-même alcoolique « Ceux qui ont été engendrés de pères saouls et yvres, rapporte l'auteur des Vies des Hommes Illustres, deviennent ordinai-rement des yvrongnes, suivant ce que Diogène respondit un jour à un jeune homme désbauché et désordonné : « Jeune fils, mon amy, ton père t'a engendré, estant yvre ».

« Etre né de parents alcooliques est chose grave » écrivait en 1857, Morel dans son traité si documenté et si instructif « Les Dégénérescences de l'Espèce Humaine ».

Le plus souvent ces enfants sont faibles de naissance, de constitution débile et chétive, petits de taille, inintelligents, idiots même. Ils n'offrent aucune résistance aux microbes ; qu'une maladie pénètre dans la maison ils en sont victimes beaucoup plus facilement que les autres, et succombent avec une rapidité effrayante. C'est surtout dans les familles alcooliques que l'on observe cette mortalité prématurée si considérable. L'abaissement dans le quantum de la popu-lation provenant de cette cause est d'autant plus à retenir que l'alcoolique n'est pas fatalement stérile ; « mais il semble, dit le Docteur Debove, que cette race maudite porte le poids de la malédiction biblique et qu'elle s'éteigne après la troisième génération. »

C'est pourquoi pour éviter à nos enfants les manifestations morbides de l'alcoolisme faudra-t-il faire porter nos premiers efforts sur la conversion possible des ascendants, leur père et mère. Soigner l'arbre pour garantir le fruit : dans ce but les voies et moyens rentrent dans l'organisation générale de la lutte anti-alcoolique.

II. — Alcoolisme par l'alimentation. — Mais une des causes les plus communes de l'alcoolisme infantile réside surtout dans l'alimentation, soit que l'enfant se nourrisse au sein de sa mère où d'une remplaçante, soit que les habitudes du milieu imposent au petit estomac des boissons alcooliques qu'il ne peut supporter. Dans le premier cas, il s'agit de l'alcoolisme indirect par l'alaitement ; dans l'autre cas de l'alcoolisme direct par le milieu, les mœurs, coutumes ou préjugés.

A. — Alcoolisme infantile indirect par l'allaitement. — L'enfant nourri au sein d'une nourrice alcoolique présente des troubles divers : convulsions, gastro-entérites, méningite tuberculeuse, cirrhoses du foie.

« Il est préférable, disait déjà J. G. Gichtel (1638-1710) que la femme qui porte un enfant dans son sein s'abstienne de vin ».

Chez les Grecs, une loi défendait aux femmes qui allaitaient de boire du vin et des boissons enivrantes.

En effet, l'alcool ingéré passe dans le lait de la nourrice. Et ici encore, le docteur Nicloux nous apporte ses expériences décisives (Communication à la Société de Biologie, *loco citato*). Le passage de l'alcool dans le lait se fait avec une extrême facilité. Un quart d'heure après son ingestion, on en retrouve dans le liquide. Le maximum de la teneur en alcool paraît être atteint trois quarts d'heure à une heure après l'ingestion. Souvent la quantité contenue dans le lait égale celle que contient le sang. En trois ou quatre heures l'alcool disparaît du lait. Chez la chèvre, l'alcool à la dose de 100 grammes passe dans le lait.

Parmi les accidents les plus fréquents, chez l'enfant nourri au sein d'une alcoolique, nous trouvons les convulsions. Et ceci n'est pas pour nous étonner. L'enfant n'est pas un petit adulte ; son organisme réagit tout différemment de celui de l'homme fait. Les enfants supportent mal l'opium, la morphine, qui à faible dose, peuvent leur causer des accidents mortels (Comby) ; tandis qu'ils supportent à merveille d'autres alcaloïdes, tels que l'atropine. Or, l'alcool de même que l'opium a chez l'enfant proportionnellement une action beaucoup plus grande et une toxicité plus considérable. D'autre part, le système nerveux de l'enfant est très développé ; le cerveau beaucoup plus gros et plus lourd, par rapport au corps, que chez l'adulte, reçoit beaucoup plus de sang. L'alcool, excitant du système nerveux, trouve donc un terrain tout préparé pour agir, et l'excitation produite est beaucoup plus forte. On ne rapporte pas assez les accidents nerveux des nourrissons à cette véritable cause ; et l'attention n'est éveillée que si les symptômes inquiétants apparaissent. Alors encore, on invoquera la dentition, une émotion quelconque, les vers ; pour découvrir l'origine véritable du mal le médecin sera obligé de faire surveiller la nourrice ou de confesser la mère qui allaite. Cependant les faits de convulsions qui ont eu pour origine l'alcoolisme de la nourrice ne sont pas rares. Tous les médecins qui s'occupent de maladies des enfants en ont des exemples typiques.

Le professeur Ausset, de Lille, a rapporté à la Société de Médecine du Nord (séance du 24 février 1899), l'histoire clinique d'un cas d'alcoolisme aigu ayant évolué chez un enfant de deux mois et demi, allaité par une nourrice alcoolique. Dans un remarquable article, paru dans les *Annales de Médecine et de Chirurgie Infantiles*, n° 1, 1901, le docteur Delobel signale plusieurs observations d'alcoolisme infantile ; entre autres deux cas de convulsions d'origine alcoolique sur des enfants âgés respectivement de 8 mois et de 4 mois, élevés au sein par une nourrice mercenaire placée sur lieu.

Les docteurs Combe (de Lausane) ; Vallin (L'Alcoolisme par l'allaitement. Académie de Médecine, 20 octobre 1896) ; H. Meunier (Convulsions du nouveau-né provoquées par l'alcoolisme de la nourrice. *Journal de Lucas-Championnière* 25 avril 1898) ; E. Périer (Convulsions d'origine alcoolique chez un nourrisson élevé au sein de sa mère. *Annales de Médecine et de Chirurgie Infantile*, n° 14 de 1898) ; Charpentier (Bulletin de la Société protectrice de l'enfance, 1873, p. 201, Paris) ; Toulouse (Convulsions Infantiles par l'alcoolisme de la nourrice. *Gazette des Hôpitaux*, 25 août de 1891, n° 98) ; Marfan (*Traité de l'allaitement*, Paris, Steinheil), ont relaté des faits du même genre.

Sous prétexte que l'alcool donne des forces alors qu'il raréfie le lait (docteur Chiron de Brossay, Bunge), nombre de mères, même des classes sociales élevées, en absorbent sans croire mal faire et dans l'intention de ne pas s'affaiblir. De leur ignorance, les enfants qu'elles allaitent subissent les tristes conséquences. Exigeons donc de la nourrice une tempérance rigoureuse, et ajoutons ce corollaire : Une mère alcoolique ne doit pas nourrir son enfant.

A. — *L'alcoolisme infantile direct par l'alimentation* est sous la dépendance de plusieurs facteurs : mœurs ou coutumes, milieu, préjugés. Transformer le milieu dans lequel vit l'enfant : car si les parents, les frères, l'entourage sont buveurs, l'enfant dans cette atmosphère du vice, ne tarde pas à le devenir aussi, l'exemple nuit ; lutter contre le préjugé si difficile à faire disparaître que l'alcool fortifie, transmis de père en fils dans les familles : telles sont deux conditions qui pour n'être pas suffisantes, sont à notre avis essentielles pour mettre l'enfant à l'abri du péril alcoolique.

L'éducation scolaire joue un rôle très important dans la lutte contre l'alcoolisme infantile.

L'enseignement anti-alcoolique est aujourd'hui officiel et obligatoire dans toutes les écoles publiques de France.

C'est à M. Rambaud que nous devons cette mesure prise

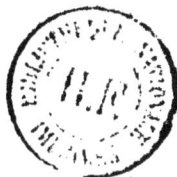

en vertu d'un règlement du 9 mars 1897. « J'ai pensé, disait le Ministre dans sa circulaire aux recteurs, qu'il appartenait à l'Université de donner l'exemple. Elle y est d'autant plus intéressée que son action serait stérile, si, après tant de généreux efforts pour former les intelligences et les âmes des enfants, l'alcoolisme pouvait compromettre chez eux, avec la vie physique, la vie intellectuelle et morale. Il importe de leur signaler de bonne heure le danger, de leur inspirer la crainte et le dégoût de l'alcoolisme, de leur en faire comprendre toutes les conséquences. Les professeurs et les instituteurs s'acquitteront de ce rôle avec la conscience de faire œuvre de bien public. »

Au Congrès anti-alcoolique de Vérone, tenu en septembre 1905, M. le professeur A. de Roberti présenta un travail sur *l'Education anti-alcoolique dans les écoles*, et fit voter par l'Assemblée, l'ordre du jour suivant :

« Le Congrès anti-alcoolique de Vérone, constate de nouveau la nécessité de donner dès les premières années à la nouvelle génération, une éducation spéciale qui s'oppose aux maux de l'alcoolisme et les prévienne ; considérant que l'œuvre assidue et volontaire des instituteurs élémentaires dans la lutte contre l'alcoolisme, pourrait être de grand avantage, précisément parce qu'elle s'adresse à l'enfance et qu'elle servirait à préparer des remèdes pratiques et préventifs, accueille favorablement l'idée de M. Adone De Roberti, de jeter le fondement d'une ligue parmi les instituteurs élémentaires, faisant partie de la Fédération des ligues anti-alcooliques italiennes. »

En Allemagne, M. le Professeur Alsiadeczek a fourni pour la cause anti-alcoolique sous le titre: *Schule u. Alkohol* (Ecole et alcool) un ouvrage scientifique et pratique, mettant à point les devoirs de l'instituteur dans notre lutte.

Dans les écoles hongroises, le mouvement a suivi :

M. Wlassik, Ministre de l'Instruction Publique en Hongrie, a lancé une circulaire énergique ordonnant l'enseignement anti-alcoolique (Avril 1903). En outre, le Ministre a fait savoir à la Société anti-alcoolique de Buda-Pesth (Août 1903) qu'il avait complété sa circulaire en interdisant aux enfants des écoles l'accès des cabarets et auberges dans 33 Municipes, qu'un manuel anti-alcoolique, des choix de lectures et des tableaux muraux avaient été distribués dans les écoles ; enfin que des sociétés scolaires de tempérance étaient en formation.

En Belgique, en Suède surtout, l'éducation anti-alcoolique de l'enfant est à la base de tout enseignement et produit des résultats incontestables.

Ainsi de tous côtés, parmi les nations civilisées, l'élan est unanime pour prêcher dans les écoles la croisade contre l'alcool, et garantir les jeunes cerveaux du redoutable poison.

III. — Alcoolisme médicamenteux. — Si, le plus souvent, l'alcoolisme a pour origine les préjugés ou les erreurs des mères de famille insoucieuses de la santé de leurs enfants, il n'en est pas moins vrai que dans bon nombre de cas, ce sont les prescriptions médicales qui sont la cause de l'ivrognerie infantile. La plupart du temps, fait remarquer le docteur P. Joffroy, dans une de ses *Cliniques de Sainte-Anne*, les médecins ignorent que la dose d'alcool dite hygiénique est de un cent. cube par kilogr. et par jour, et l'on voit des médecins qui donnent à des enfants de un an, pesant 8 kilogs par exemple, une potion avec 20 grammes de rhum ou de vieille eau-de-vie pour les 24 heures, c'est-à-dire trois fois plus d'alcool que l'enfant ne peut en supporter sans accidents.

Dans son rapport sur l'alcoolisme dans les hôpitaux de Paris, lu à la Société médicale le 8 octobre 1899, le docteur Jacquet n'hésite pas à dire :

« Très troublé, je me demande si loin d'être des forces de résistance, à l'empoisonnement national, nous n'avons pas, nous médecins, servi inconsciemment la fatale poussée alcoolisatrice de ce temps. Faisons sans sacrifice un examen de conscience. Oui, nous avons trop cédé à « l'alcoolatrie » médicamenteuse. »

Aussi, puisque les ressources de la thérapeutique sont de nos jours assez nombreuses pour qu'on puisse ne plus utiliser les excitants alcooliques, il vaut mieux, avec le docteur Manquat (*Traité de Thérapeutique*, 1897), en proscrire absolument l'usage chez l'enfant, ou bien, si on l'emploie, le faire avec beaucoup de prudence. Alors, plus de vins ferreux, plus de vins quinquinas, plus de frictions stimulantes à l'eau de Cologne, aux alcoolats aromatiques divers, répandus *larga manu* et qui forment autour de l'enfant une atmosphère de vapeurs d'alcool dans laquelle le jeune être respire à pleins poumons et dont il s'imprègne : thérapeutique à rebours, dont le principal coupable n'est pas toujours la mère, mais bien souvent le médecin.

L'Abus du Tabac chez l'enfant ;
mesures de préservation

Lorsque, vers la fin du quinzième siècle, Nicot introduisit en France le tabac, d'abord employé sous forme de poudre, qu'on appelait poudre à la reine, puis, timidement fumé pendant le seizième siècle, je ne sais ce que les médecins, premiers témoins de ces essais en pensèrent ; mais on remarque ce passage dans une *Histoire des Plantes*, publiée par Gaspard Bauhin en 1639 : « Le trop grand usage des feuilles de tabac dessèche le cerveau et menace de folie ». Quelques années plus tard, en 1668, dans un discours sur le tabac, Baillard dit que si le tabac peut être utile quelquefois, il doit être expressément défendu aux enfants et aux femmes.

Le tabac est pour l'Occident ce que l'opium est pour l'Orient : le poison de l'intelligence. Il apprête un avenir funeste en minant sourdement la santé et les facultés intellectuelles chez les jeunes gens.

Combien de cerveaux d'enfants ont été arrêtés en pleine croissance par un usage hâtif de la cigarette dérobée sur la table paternelle ! Qui dira jamais les aptitudes réelles et les efforts méritoires stérilisés par le cigare et par la pipe chez de jeunes hommes que leurs succès scolaires désignaient à de brillants triomphes dans la lutte pour la vie ? (Docteur Paul Valentin).

Le cerveau qui, chez l'enfant et l'adolescent, se modèle comme une cire molle, et conserve profondément les empreintes qu'y laisse l'éducation, les mœurs, l'entourage, peut-il ne point être influencé par l'action perturbatrice de la nicotine ? Cela ne saurait être douteux.

Cette influence entrave toutes les facultés intellectuelles et surtout la mémoire, déprime la volonté, lèse l'imagination, affaiblit l'énergie de travail, mène à la paresse.

Le docteur Richardière a démontré que l'intoxication tabagique avait pour conséquence l'aphasie. Le docteur Chevreau, dans sa thèse inaugurale, a confirmé cette opinion.

Les fumeurs s'aperçoivent que leur mémoire s'affaiblit ; cet affaiblissement s'accentue davantage après un accès nicotinique. C'est la mémoire des mots, des substantifs, des noms propres, des dates, des chiffres qui est surtout frappée.

L'expérience du docteur Bertillon est classique. En 1855-1856 il s'est livré à une enquête qui a porté sur les élèves fumeurs ou non fumeurs de l'Ecole Polytechnique, c'est-à-dire sur tous sans autre distinction que l'usage du tabac, et il a constaté que le nombre des fumeurs qui, dans les vingt premiers rangs était de six, s'élevait progressivement à seize dans les vingt derniers. La comparaison qu'il a établie ensuite entre les classements d'entrée et de sortie lui a démontré que les grands fumeurs avaient perdu trente-nuit rangs, les fumeurs moyens vingt-six et les non-fumeurs deux seulement.

Il est, d'ailleurs, d'observation constante dans les lycées et les collèges, que les dernières places sont généralement occupées par les élèves qui affectent une passion immodérée pour la cigarette.

L'on se demande alors par quelle aberration d'esprit l'on soit arrivé à en faire un instrument de moralisation et à proposer qu'on en permette l'usage dans les pensions et les lycées ! ! (Docteur Demeaux, de Puy-l'Evêque, Académie des Sciences, juillet 1862).

En plus de son action sur l'encéphale et la moëlle épinière, le poison niconitique exerce aussi son influence délétère sur les ramifications nerveuses qui se distribuent à l'estomac, au cœur et aux poumons. Le jeune fumeur perd l'appétit, voit carier sa dentition (docteur Goure, 1897), par conséquent, il s'alimente moins et mal : il deviendra par suite un terrain propice à la tuberculose. D'autre part, la fièvre d'intoxication les altère ; pour étancher la soif qui les dévorent ils courront à la buvette, préférant comme consommation les breuvages alcooliques (docteur G. Petit) ; nous aurons ainsi une chaîne ininterrompue de ces trois facteurs anti-sociaux : la tuberculose, l'alcoolisme, l'abus du tabac.

Le tabac, pris en excès, arrête la croissance du corps et frappe l'enfant de déchéance physique.

M. Eliærs a observé deux jumeaux dont l'un a commencé à fumer très jeune, vers l'âge de quatre ans environ. L'habitude devint assez impérieuse pour inquiéter le père et la mère qui, plus tard, voulurent supprimer le tabac, mais il était trop tard, il s'en procurait par tous les moyens: A l'âge de douze ans, le non-fumeur était bien constitué, fort, intelligent, tandis que le fumeur était rabougri, étiolé, chétif au physique et au moral.

Parmi les autres affections et accidents, attribués dans beaucoup de cas au nicotinisme chronique, mentionnons encore les angines, les intermittences des battements du cœur et du pouls, la myopie.

Combaux raconte qu'un enfant de neuf ans, désœuvré, volontaire, ayant fumé malgré les avertissements que lui donnaient plusieurs personnes et malgré les prières de ses parents un volumineux cigare, fut pris, quelques heures après, d'un violent mal de tête qui s'accompagna de symptômes épileptiformes. « J'ai observé moi-même, dit le docteur G. Petit, un cas analogue dans lequel les symptômes furent ceux d'un violent empoisonnement. Plusieurs enfants discutaient sur le nombre de cigarettes qu'on pourrait fumer en une demi-heure. Un pari fut engagé, et l'un d'eux, âgé de 14 ans, prit un paquet de cigarettes ; à la fin de la première demi-heure il en avait fumé *vingt*. Le lendemain matin il était mort. »

Le danger est d'autant plus immédiat que le nombre d'enfants qui fument est très grand et va croissant de jour en jour.

Tous les jours on rencontre des gamins de 8 à 10 ans qui s'essaient avec des cigarettes ou des bouts de cigares ramassés dans les rues. A peine l'époque de la puberté a-t-elle sonné pour les élèves de nos lycées et de nos collèges que, à peu d'exceptions près, ils se mettent à fumer la cigarette, et, si la discipline du pensionnat ne leur permet pas de le faire au gré de leur désir, ils se dédommagent amplement les jours de sortie et pendant les vacances.

Un de mes meilleurs clients, dit le docteur Druhen (*Du Tabac*, Besançon), me citait un exemple qui prouve que l'habitude du tabac est comme la valeur, elle n'attend pas le nombre des années :

« En automne dernier, partant pour la chasse aux alouettes, il emmenait avec lui un enfant de 10 à 12 ans pour tirer le miroir ; mais, arrivé aux portes de la ville, ce jeune auxiliaire s'arrêta court, en disant : « Il faut que je retourne, j'ai oublié mon tabac et je ne peux pas m'en passer ».

La liste en serait longue d'enfants qui se livrent à l'excès à la détestable habitude de fumer. Le docteur Decaisne, dans la *Revue d'Hygiène* (mai 1883), en signale des exemples nombreux et variés. Il en a observé une quarantaine de cas dans la classe aisée de la société, à Paris et à la campagne, et sur lesquels 27 avaient des troubles divers : palpitations de cœur, saignements de nez, sommeil agité et troublé par des cauchemars, etc., etc.

Une dualité de moyens s'offre à nous pour mettre, jusqu'à un certain point, l'enfant à l'abri des excès du tabagisme.

1° L'enseignement des éducateurs ;
2° Les règlements des autorités publiques.

Il incombe aux médecins le devoir d'adresser aux pères de famille et à tous ceux qui ont charge d'élever la jeunesse de salutaires avertissements pour les enfants dont le soin leur est confié. Quand ils auront fait accepter cette conviction que l'habitude du tabac a ses racines dans la jeunesse et surtout dans l'enfance devient indomptable, que le plus souvent l'usage est près de l'abus, les hommes comprendront que leur principal moyen d'action est l'exemple, et, devenus plus prudents par eux-mêmes, ils sauvegarderont leurs propres intérêts en servant ceux de leurs fils.

On a signalé, dans les classes inférieures de la société, l'emploi thérapeutique de la décoction du tabac chez l'enfant. Il faut que les éducateurs et les médecins mettent en garde les élèves et leur entourage contre ces coutumes qui peuvent avoir des conséquences funestes. Le docteur Bleadsdale rapporte (*Brit. Med. Journal* 1906) le cas d'un enfant de 2 ans auquel une sage-femme avait administré un lavement de tabac dans le but de provoquer l'évacuation de vers intestinaux. L'enfant était dans le coma et la respiration à peine perceptible, le pouls absent, les pupilles dilatées et insensibles à la lumière. Ce ne fut qu'à grand peine et avec des moyens très énergiques que l'enfant fut rappelé à la vie.

Le père de famille, s'il est fumeur, doit éclairer son fils sur les avantages — bien petits — et les inconvénients — bien grands — de la passion du tabac, et, comme conclusion, l'engager paternellement à ne pas prendre une habitude que lui, son père, regrette d'avoir contractée par ignorance. S'il ne fume pas, la tâche sera plus facile encore. (Congrès de Genève, 1896, Société contre l'abus du tabac).

Par une lettre datée du 29 juillet 1885, la Société contre l'abus du tabac proposait à M. le Ministre de l'Instruction Publique les deux mesures suivantes :

1° Rappeler à MM. les Proviseurs des Lycées à l'exécution rigoureuse des règlements relatifs à l'usage du tabac ;

2° Autoriser MM. les Directeurs des Écoles Communales à apposer dans les salles d'études des affiches antitabagiques.

M. R. Goblet, alors ministre, répondit en substance : « Je ne m'oppose pas à cet affichage, mais je ne saurais le prescrire, ni même le recommander officiellement sans engager l'Administration dans une propagande qui créerait un précédent. » A la suite de cette réponse, une affiche fut envoyée à tous les instituteurs, avec une circulaire les priant de lui réserver une des meilleures places dans les salles d'études.

L'instituteur a une double mission à accomplir : il doit instruire les enfants et les élever, c'est-à-dire leur donner l'éducation. Donner l'éducation aux enfants, c'est leur faire prendre de bonnes habitudes. L'une des meilleures est celle de ne pas fumer. D'un autre côté, il faut que l'instituteur, dans les leçons de chaque jour, s'efforce de faire comprendre aux enfants l'inutilité du tabac, sa nocivité, qui est malheureusement trop ignorée du public, et les dangers sociaux qui résultent de son usage.

Il y a, à Stockholm, une importante Société des Instituteurs qui depuis quelque temps a organisé des conférences pour démontrer publiquement les inconvénients du tabac. L'abus est tel à cet égard en Suède qu'il n'y a eu qu'une voix pour décider comme moyen pratique des conférences, et qu'une circulaire serait envoyée aux proviseurs de toutes les écoles publiques afin d'obtenir qu'ils interdisent le tabac à leurs élèves. La circulaire dont il s'agit, remise par ordre aux parents, leur recommande d'user de toute leur influence afin que l'interdiction s'étende jusqu'au logis paternel. (Docteur Frédéric Eklund, de Stockholm).

Donner l'exemple est un corollaire de cet enseignement : il est plus efficace que les conseils et les moyens coercitifs : si l'exemple nuit, il sert aussi. Les enfants, chez lesquels l'imitation est une de leurs qualités maitresse, copient plus facilement nos défauts, ils semblent beaucoup plus attirés vers le mal. « Cet âge est sans pitié ». Il est vrai que ce n'est là que de l'inconscience. C'est pourquoi l'enseignement doit venir à propos pour rectifier leur nature revêche et dissiper cet élan vers le vice, en leur montrant sous le vrai jour les conséquences de cette funeste habitude. Indocile, l'enfant n'a pas toujours la sagesse au fond de son bagage moral, et, malgré toutes les exhortations, « ces espérances de l'avenir n'attendent pas pour s'armer d'une pipe ou s'orner d'un beau cigare que la barbe leur soit venue. » (Revue Britannique, 1804).

Mais, bien souvent, indiquer la bonne voie ne suffit pas : il y a de ces organismes indisciplinés qu'il faut quelque peu violenter pour les mettre, pour ainsi dire, de force dans le chemin de la vertu. C'est pourquoi, pour empêcher la tentation, il serait sans doute nécessaire de hérisser des barrières, quelques fragiles soient-elles, entre la volonté prête à succomber et le but ardemment cherché. Des lois et des règlements devraient venir à propos pour faciliter la tâche des éducateurs et des médecins.

En 1898, l'Université de Boston prit la décision de rayer de ses listes les fumeurs incorrigibles. Cette Université motiva une telle décision sur la publication d'une statistique fournie par le médecin d'une Université voisine. Ce docteur avait constaté que, dans un cours de 147 étudiants, en 4 années, les 77 qui ne fumaient pas avaient surpassé les autres de 10 % en augmentant de poids, de 24 % en allongeant de taille, de 26,05 % en développement thoracique, et de 77,05 % en capacité pulmonaire.

Un projet de loi sera très prochainement présenté au Parlement anglais par la Ligue anti-nicotinique pour réfréner la passion de fumer, qui fait des ravages considérables chez les jeunes anglais. Aux termes du règlement qui va être proposé, tout fumeur de moins de 16 ans tomberait sous le coup d'une amende de 50 francs, et toute personne qui donnerait ou vendrait du tabac à un jeune homme, ne pouvant justifier qu'il a 16 ans au moins, serait passible d'une amende de 125 francs.

Des lois ou règlements ayant pour objet l'interdiction de l'usage du tabac aux enfants existent déjà dans plusieurs pays : l'état de New-York et celui de l'Ohio, notamment.

En France, un projet de loi ayant pour but d'interdire

l'usage du tabac aux enfants âgés de moins de 16 ans a été déposé à la Chambre des Députés par M. Dervins. Ce projet, fait en collaboration avec le docteur G. Petit, a reçu un accueil très favorable (*Journal Officiel*, 30 mai 1890).

Si les philantropes n'ont pas apporté dans la lutte contre l'abus du tabac tout leur zèle et leur vigueur, il n'en est pas moins vrai que chez l'enfant cette lutte s'impose. Les efforts, tentés dans ce but par la *Société contre l'abus du tabac*, grâce au dévouement de son secrétaire général, le docteur G. Petit, sont d'autant plus méritoires et dignes d'être soutenus qu'elle est isolée et assume seule une lourde charge. Tout en stimulant les pouvoirs publics, elle encourage l'initiative privée et prodigue partout ses brochures, ses livres, ses conférences.

CONCLUSIONS

L'organisme de l'enfant, débile et vulnérable, est sujet, plus que tout autre, à la maladie et aux poisons : tuberculose, intoxication niconitique, alcoolisme.

I. — LA LUTTE CONTRE LA TUBERCULOSE

La prophylaxie anti-bacillaire chez l'enfant doit porter ses moyens de défense dans la famille, à l'école, dans la société.

La tuberculose n'est pas inévitablement héréditaire, elle est surtout contagieuse. C'est pourquoi la tâche des médecins et des pères de famille sera double : *a*) éviter la contagion, en plaçant l'enfant dans un milieu indemne, loin de tout entourage suspect : parent ou domestique, et, comme corollaire, la défense absolue pour la mère tuberculeuse de nourrir son enfant. *b*) fortifier le terrain et le placer dans les conditions de réceptivité minimum au germe tuberculeux en donnant à l'enfant une alimentation saine, une chambre bien aérée et pleine de lumière ; à l'école, l'enseignement de l'hygiène devra passer au premier plan ; la surveillance médicale ne sera jamais assez sévère pour congédier tout élève ou instituteur suspect : de là, l'institution des médecins-inspecteurs des écoles avec l'établissement du *Livret Scolaire de Santé* et de la fiche sanitaire.

Plusieurs œuvres para-scolaires apportent leur importante

contribution à la préservation des écoliers contre la tuberculose : les *Cantines Scolaires*, les *Colonies de Vacances*, *l'Œuvre du Professeur Grancher*, la *Ligue des Médecins et des Familles*.

Les *Dispensaires pour Enfants Malades*, les *Dispensaires Anti-Tuberculeux*, les *Sociétés Protectrices de l'Enfance*, les *Gouttes de Lait*, *l'Œuvre des Crèches*, du *Lait Maternel*, les *Mutualités Infantiles* constituent autant d'éléments de lutte pour la protection de l'enfance déshéritée.

II. — L'ALCOOLISME INFANTILE : MOYENS DE DÉFENSE

Il existe un alcoolisme infantile qui a pour cause l'hérédité, l'alimentation, les médications ;

1° Les conséquences de l'alcoolisme héréditaire sont multiples et variées : les naissances avant terme, les dégénérescences physiques et morales, le rachitisme, la tuberculose, les malformations congénitales, le strabisme, la chorée, l'épilepsie, la dégénérescence mentale, l'idiotie. Pour éviter à nos enfants ces manifestations morbides, il faudra porter nos premiers efforts à la conversion possible des ascendants, leur père et mère. Soigner l'arbre pour garantir le fruit. Pour ce but les voies et moyens rentrent dans l'organisation générale de la lutte anti-alcoolique ;

2° L'alcoolisme par l'alimentation peut être indirect ou direct ;

a) Dans le premier cas, c'est l'alcoolisme par l'allaitement : l'alcool ingéré passe dans le lait de la nourrice et détermine chez le nourrisson des troubles divers : convulsions, terreurs nocturnes, gastro-entérites. Exigeons de la nourrice une tempérance rigoureuse et ajoutons : une mère alcoolique ne doit pas nourrir son enfant ;

b) L'alcoolisme infantile direct par l'alimentation est sous l'influence du milieu, des préjugés, des habitudes. La cirrhose du foie, les arrêts de croissance, les maladies mentales (criminalité ou suicide) sont sous sa dépendance. Mettre l'enfant à l'abri de ce péril par l'abstinence : l'exemple nuit, l'éducation scolaire, l'enseignement anti-alcoolique dans les écoles ;

3° Enfin, il y a un alcoolisme infantile médicamenteux dû aux vins de quinquinas, vins ferreux, frictions stimulantes avec l'eau de Cologne : c'est là une thérapeutique à rebours dont le principal coupable n'est pas toujours la mère, mais bien souvent le médecin. Il faut, chez l'enfant, proscrire absolument l'usage de ces excitants alcooliques puisque les ressources de la médecine sont de nos jours assez nombreuses pour qu'on puisse ne plus les utiliser.

III. — L'ABUS DU TABAC CHEZ L'ENFANT
MESURES DE PRÉSERVATION

Chez l'enfant, le cerveau se modèle comme une cire molle et conserve profondément les empreintes de l'action perturbatrice des intoxications. La nicotine a une influence néfaste sur les facultés intellectuelles de l'être en voie d'évolution : la mémoire, la volonté, l'imagination, l'intelligence. Elle exerce aussi son action délétère sur l'estomac, le cœur, les poumons en amenant la perte de l'appétit, les palpitations cardiaques, l'essoufflement. Elle arrête la croissance du corps et produit la myopie.

Le danger est d'autant plus immédiat que le nombre d'enfants qui fument est très grand et va croissant de jour en jour.

Une dualité de moyens s'offre à nous pour mettre l'enfant à l'abri des excès du tabagisme :

a) L'enseignement des éducateurs, les conseils des médecins, l'exemple des pères de famille et de l'entourage. Il faut s'efforcer de faire comprendre aux enfants l'inutilité du tabac, sa nocivité, qui est malheureusement trop ignorée du public, et des dangers sociaux qui résultent de son usage :

b) Mais, bien souvent, indiquer la bonne voie ne suffit pas, il y a de ces organismes indisciplinés qu'il faut quelque peu violenter pour les mettre, pour ainsi dire, de force sur le chemin de la vertu. C'est pourquoi il serait nécessaire d'établir des lois et règlements qui viendraient à propos faciliter notre tâche. L'interdiction de l'usage du tabac aux enfants âgés de moins de 16 ans, en faisant aboutir le projet de loi déposé à la Chambre des Députés française par M. Ch. Dervins en mai 1890, constituerait un moyen sérieux de lutte ; elle rendrait plus efficaces encore les efforts généreux de la *Société contre l'Abus du Tabac* qui, seule et isolée, assume une lourde tâche.

Les efforts tentés pour la préservation de l'enfant contre la tuberculose, l'alcoolisme, l'abus du tabac seront vains et inutiles s'ils ne sont étayés sur la base solide de l'*hygiène*.

Cette hygiène sera physique quand il s'agira de porter la lutte sur le terrain tuberculeux. C'est alors que les idées de contagion, de surmenage, d'alimentation, d'habitat joueront le plus grand rôle pour mettre l'enfant dans les meilleures conditions requises de bonne vitalité.

Elle sera surtout morale lorsque, par l'éducation, le bon exemple, la lutte contre les préjugés elle s'attaquera aux abus des boissons alcooliques et du tabac qui empoisonnent l'enfant.

« Sans doute, dit M⁻ᵉ Arvède Barine, la tâche sera longue. Elle prendra des générations, elle prendra des siècles, moins par ce que la science a encore beaucoup à apprendre, qu'à cause de l'ignorance du public, de ses préjugés tenaces, de la confusion établie de tout temps et dans le monde entier entre le bien et la routine ». Il faut s'appliquer à familiariser les foules avec quelques idées très simples, mais de grande importance pour la santé publique.

Mais de notre étude semble se dégager principalement ce fait hors conteste que c'est de l'initiative privée que dépendra surtout l'amélioration de notre race ; initiative qui se manifeste sous toutes les formes individuellement et de préférence en commun par la création de Ligues, de Sociétés de tempérance, « ces mutualités du bien », d'Œuvres de bienfaisance.

Mais tous ces efforts isolés devraient être coordonnés. C'est pourquoi nous nous permettons d'émettre le vœu qu'ils soient réunis entre eux par un lien unique formant dans chaque grande agglomération ce que nous appellerions : le *Comité Général des Œuvres de la Protection de l'Enfance*, sorte de fédération de tous les éléments de bienfaisance ou de lutte ayant pour but : la sauvegarde de l'enfant, dans la famille, à l'école, dans la société.

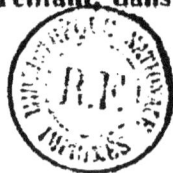

Imprimerie de l'Éclaireur, 27, Avenue de la Gare

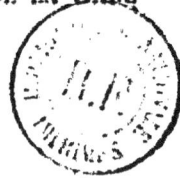

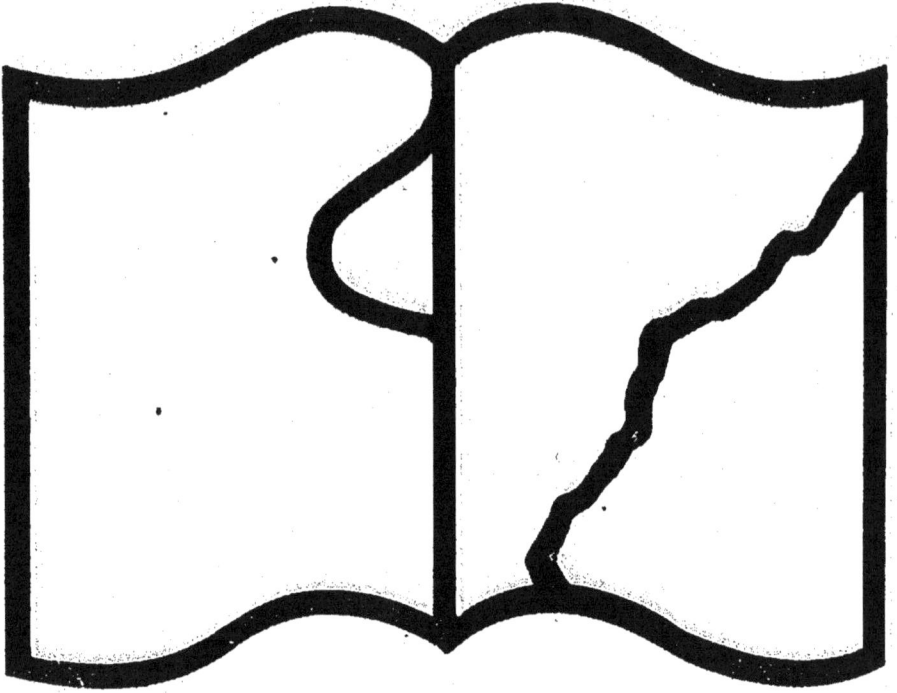

Texte détérioré — reliure défectueuse

NF Z 43-120-11